Aktuelle Punkte 2018 bei jedem Rezept

W0356087

MIX DICH SCHLANK NACH PUNKTEN

Abnehmen mit leckeren Rezepten nach dem Punkte-Konzept und zubereitet mit dem Thermomix

UNABHÄNGIG RECHERCHIERT UND NICHT VON MARKENINHABERN BEEINFLUSST

SABINE BERG

Inhalt

Meine perfekten Abnehm-Helfer: Das Punkte-System und mein Thermomix®

Abnehmen klappt perfekt, wenn man das Punktesystem des Weight Watcher-Konzepts mit dem Küchen-Multitalent Thermomix® kombiniert. Die Küchenmaschine ist eine wundervolle Unterstützung für die gesunde, fettarme Zubereitung und eine schnelle Hilfe zum Zerkleinern, Rühren und Dünsten.

Ich habe meine persönlichen Lieblingsrezepte während meiner erfolgreichen Abnehmphase (25 kg in 6 Monaten) gesammelt, mit den aktuellen Punkten berechnet und für euch in diesem Kochbuch zusammengestellt. Das Ergebnis sind leckere Gerichte, die schnell zubereitet sind, gute Punkte-Werte haben, satt und glücklich machen.

Seit 2018 gibt es das neue Punktesystem. Zahlreiche Lebensmittel, die besonders lange für ein Sättigungsgefühl sorgen, sind in die 0-Punkte-Kategorie hinzugekommen. Bei jedem Rezept findest du die aktuellen Punkte nach dem neuen Punktesystem!

Viel Spaß beim Schlank kochen!

Hinweise:

Süßungsmittel: Ich verwende zum Süßen Xucker light/Erythrit. Das hat eine sehr gute Süßkraft und 0 Punkte. Alternativ kannst du Stevia oder Flüssigsüße für 0 Punkte nehmen. Wenn du Zucker, Honig, Agavendicksaft verwendest (und es wird ein anderes Süßungsmittel im Rezept genannt), dann erhöhen sich natürlich die Punkte. 1 TL Zucker, Honig, Agavendicksaft oder Ähnliches = 1 Punkt.

Unabhängige Publikation: Diese Rezepte sind unabhängig recherchiert und getestet und beschreiben nur meine persönlichen Erfahrungen und Rezepte-Zubereitungen mit meiner Küchenmaschine, dem Thermomix®. Es besteht keinerlei Verbindung zu den Markeninhabern/Geräteherstellern.

Punkte: Die Punkte sind nach dem neuen Konzept Stand 01/2018 berechnet und gelten immer pro Portion/pro Stück.

Suppen

1 Kürbissuppe

Für 2 Portionen

Zutaten:

½ Zwiebel
1 Knoblauchzehe
1 Stück Ingwer (ca. 1 cm)
1 TL Öl
1 Karotte
400 g Kürbis (z.B. Hokkaido)
300 g Gemüsebrühe
Salz, Pfeffer, Currypulver

Zubereitung:

1. Zwiebel und Knoblauch schälen, Ingwer schälen, in den Mixtopf geben und 5 Sek./Stufe 5 zerkleinern. Öl hinzufügen und 2 Min./Varoma/Stufe 1 dünsten.
2. Karotte schälen und in grobe Stücke schneiden.
3. Kürbis entkernen und in grobe Stücke schneiden.
4. Gemüsebrühe und Gewürze zufügen und 15 Min./100°C/ Linkslauf/Stufe 1 köcheln lassen.
5. Nach dem Garen 15 Sek./Stufe 1-8 ansteigend pürieren.

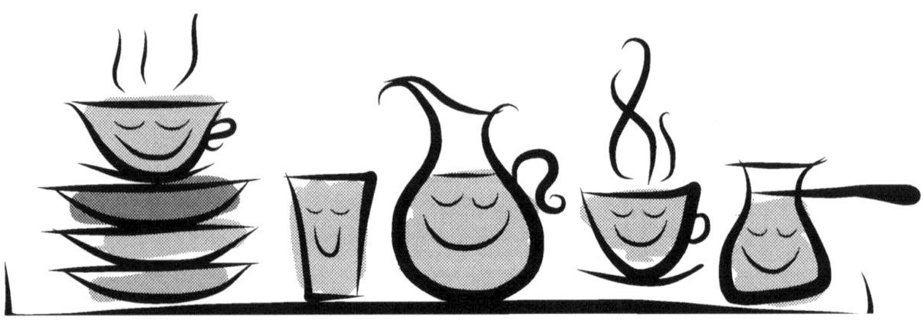

0

Kohlsuppe

Für 2 Portionen

Zutaten:

500 g Weißkohl
1 rote Paprika
1 Karotte
500 g Gemüsebrühe
500 g Gemüsebrühe
Salz, Pfeffer

Zubereitung:

1. Weißkohl in grobe Stücke schneiden, in den Mixtopf geben und 5 Sek./ Stufe 7 grob zerkleinern.
2. Paprika in Würfel schneiden.
3. Karotte schälen und in Scheiben schneiden.
4. Paprika, Karotte, Gemüsebrühe und Gewürze zum Kohl in den Mixtopf geben und 20 Min./100°C/ Linkslauf/Stufe 2 köcheln lassen.
5. Gegebenenfalls nochmal abschmecken.

0

Rote Bete Suppe

Für 2 Portionen

Zutaten:

1 Zwiebel
1 Knoblauchzehe
1 TL Halbfettbutter
400 g Rote Bete
1 Apfel säuerlich
500 g Gemüsebrühe
Salz, Pfeffer

Zubereitung:

1. Zwiebel und Knoblauch schälen, in den Mixtopf geben und 5 Sek./Stufe 5 zerkleinern. Butter hinzufügen und 2 Min./Varoma/Stufe 1 dünsten.
2. Rote Bete und Apfel schälen und in grobe Stücke schneiden. Beides in den Mixtopf hinzufügen und 5 Sek./Stufe 7 zerkleinern.
3. Gemüsebrühe und Gewürze hinzufügen und 20 Min./100°C/Linkslauf/Stufe 2 köcheln lassen.
4. Nach dem Garen 15 Sek./Stufe 1-8 aufsteigend pürieren. Evtl. mit Gewürzen nochmal abschmecken.

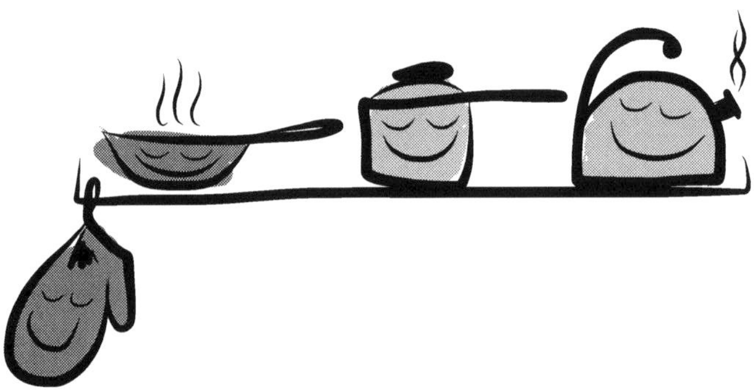

2 Karottensuppe

Für 2 Portionen

Zutaten:

300 g Karotten
½ Zwiebel
½ Knoblauchzehe
1 cm frischen Ingwer
1 TL Halbfettbutter
250 g Gemüsebrühe
1 TL Speisestärke (oder Mehl)
Salz, Pfeffer
½ TL Kurkuma
1 EL Schmand

Zubereitung:

1. Karotten schälen und in Stücke schneiden.
2. Zwiebel, Knoblauchzehe und Ingwer schälen. Im Mixtopf 5 Sek./Stufe 5 zerkleinern.
3. Karottenstücke zufügen, 5 Sek./Stufe 5 zerkleinern.
4. Butter zugeben und 6 Min./Varoma/Linkslauf/Stufe 1 dünsten.
5. Gemüsebrühe und Speisestärke zugeben.
6. 20 Min./90°C/Linkslauf/Stufe 1 garen.
7. Gewürze zugeben und Karottensuppe 15 Sek./ 1-7 ansteigend pürieren.
8. Suppe nochmals abschmecken und mit dem Schmand servieren. (Kann optional auch direkt untergerührt werden mit 5 Sek./Stufe 5).

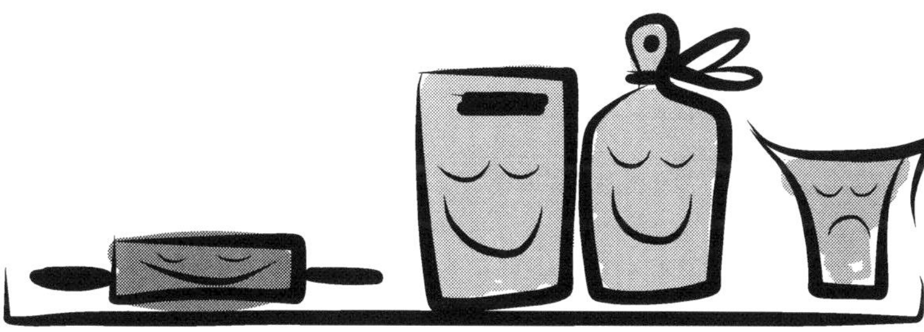

2 Erbsensuppe mit Garnelen

Für 2 Portionen

Zutaten:

1 Zwiebel
1 TL Öl
2 Kartoffeln (mehlig)
400 g Erbsen (TK)
500 g Gemüsebrühe
1 EL Zitronensaft
150 g Garnelen, verzehrfertig
Salz, Pfeffer

Zubereitung:

1. Zwiebel schälen, in den Mixtopf geben und 5 Sek./Stufe 5 zerkleinern. Öl hinzufügen und 2 Min./Varoma/Stufe 1 dünsten.
2. Kartoffeln schälen und in grobe Stücke schneiden.
3. Erbsen, Gemüsebrühe, Zitronensaft, Gewürze und Kartoffelstücke in den Mixtopf füllen und 25 Min./100°C/Stufe 2 köcheln lassen
4. Nach dem Garen 15 Sek./Stufe 1-8 ansteigend pürieren und evtl. nochmal abschmecken.
5. Garnelen auf der Suppe verteilen und genießen.

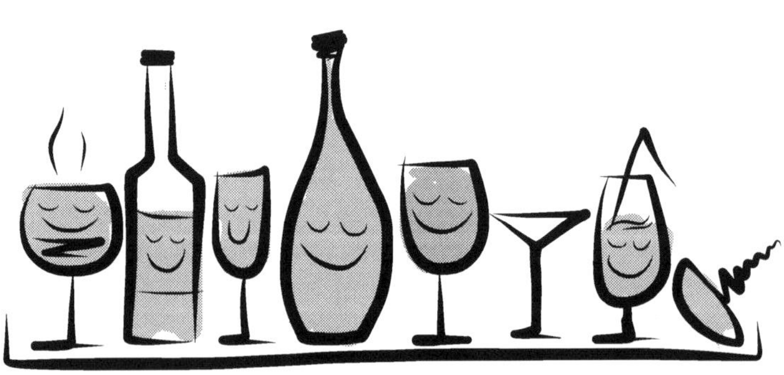

O

Kalte Melonen-Suppe

Für 2 Portionen

Zutaten:

500 g Wassermelone
2 EL Frischkäse fettreduziert
1 EL Limettensaft
Salz, Pfeffer

Zubereitung:

1. Wassermelone schälen und Fruchtfleisch in grobe Stücke schneiden.
2. Alle Zutaten in den Mixtopf geben und 15 Sek./Stufe 8 pürieren.
3. Kalt genießen.

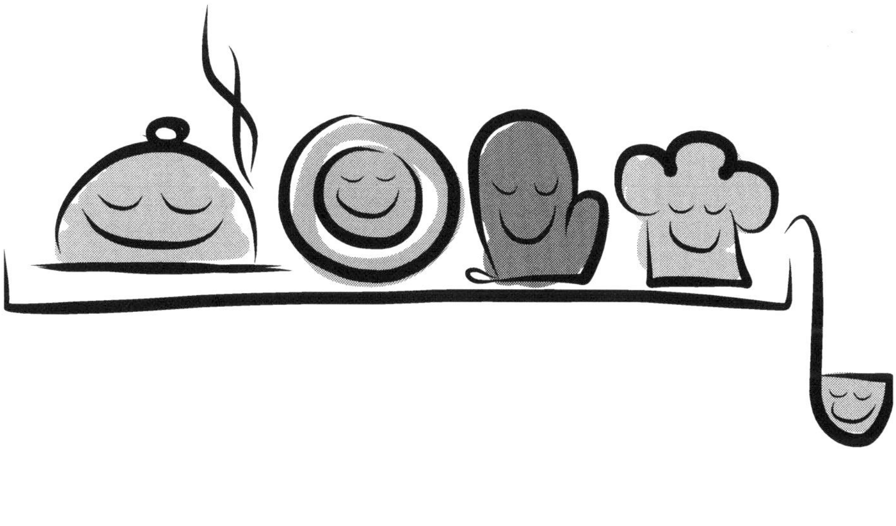

Salate und Dressings

2 Brokkoli-Feta-Salat

Für 2 Portionen

Zutaten:

300 g Brokkoli
10 Cocktailtomaten
50 g Feta fettreduziert
1 TL Öl
1 EL Balsamicoessig weiß
½ TL Agavensirup (oder anderes Süßungsmittel)
½ TL Senf mittelscharf
Salz, Pfeffer

Zubereitung:

1. Brokkoli und Cocktailtomaten waschen. Brokkoli in Röschen schneiden. Tomaten halbieren.
2. Brokkoli und Feta in den Mixtopf geben, 5 Sek./Stufe 4 grob zerkleinern.
3. Öl, Balsamicoessig, Agavensirup, Senf und Gewürze zugeben, 5 Sek./Linkslauf/Stufe 3 vermischen.
4. Coktailtomaten zugeben und 15 Sek./Linkslauf/Stufe 1 vermengen, evtl. nochmals abschmecken. Danach noch ca. 10 Min. ziehen lassen.

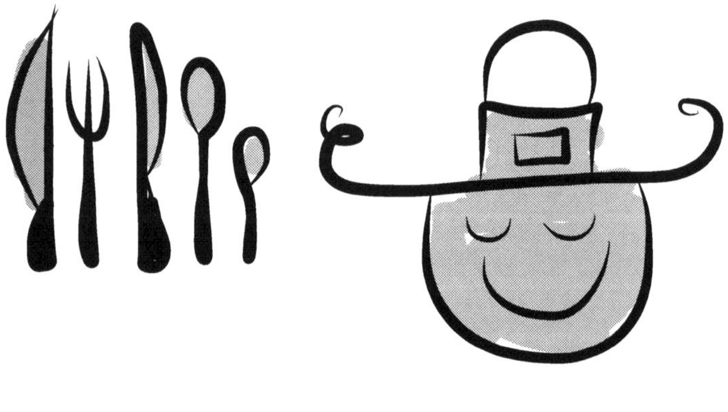

1 Gurken-Tomaten-Salat

Für 2 Portionen

Zutaten:

½ Salatgurke
100 g Cocktailtomaten
½ rote Zwiebel
½ Knoblauchzehe
1 EL gehackte Petersilie
75 g Naturjoghurt fettarm
1 EL Apfelessig
½ TL Erythrit (oder anderes Süßungsmittel)
½ TL Dill
Salz, Pfeffer

Zubereitung:

1. Gurken und Tomaten waschen, Gurken hobeln, Tomaten in Scheiben schneiden und in einer Schüssel mischen.
2. Zwiebel und Knoblauchzehe schälen, mit der Petersilie in den Mixtopf geben und 5 Sek./ Stufe 5 zerkleinern.
3. Naturjoghurt, Apfelessig, Erythrit und Dill zugeben, 10 Sek./Stufe 4 verrühren.
4. Dressing mit Salz und Pfeffer abschmecken und mit dem Salat vermengen.

1 Spargelsalat

Für 2 Portionen

Zutaten:

500 g Wasser
1 Prise Erythrit
300 g weißer Spargel
1 Schalotte
½ Knoblauchzehe
1 EL Petersilie
1 TL Öl
1 EL weißen Balsamicoessig
½ TL Senf
½ TL Agavendicksaft
Salz, Pfeffer

Zubereitung:

1. Spargel schälen, holzige Enden abschneiden, in mundgerechte Stücke schneiden und in den Varoma geben.
2. Wasser und 1 TL Salz in den Mixtopf füllen. Varoma aufsetzen.
3. Spargel 25 Min./Varoma/Stufe 1 garen.
4. Varoma beiseite stellen.
5. Mixtopf leeren, dabei Salzwasser auffangen.
6. Schalotte und Knoblauchzehe schälen. Mit Petersilie in den Mixtopf geben, 5 Sek./Stufe 6 zerkleinern. Mischung mit dem Spatel nach unten schieben.
7. Öl, Balsamicoessig, 3 EL Salzwasser, Senf und Agavendicksaft zufügen, 10 Sek./Stufe 4 verrühren.
8. Dressing mit Salz und Pfeffer abschmecken und mit den Spargelstücken vermengen.
9. Salat 1 Stunde ziehen lassen.

2 Rettichsalat

Für 2 Portionen

Zutaten:

80 g Milch fettarm
1 TL Erythrit (oder anderes Süßungsmittel)
2 EL weißer Balsamicoessig
1 TL Öl
400 g Rettich
1 EL Schnittlauchröllchen
Salz, Pfeffer (frisch gemahlen)

Zubereitung:

1. Milch, Erythrit, Balsamicoessig, Öl, Salz und Pfeffer im Mixtopf 5 Sek./Stufe 5 verrühren.
2. Rettich schälen und in grobe Stücke schneiden, zum Dressing in den Mixtopf geben und 10-15 Sek./Stufe 5 zerkleinern.
3. Nochmals nach Wunsch abschmecken und mit Schnittlauchröllchen bestreuen. Am besten noch mind. 10 Min. ziehen lassen.

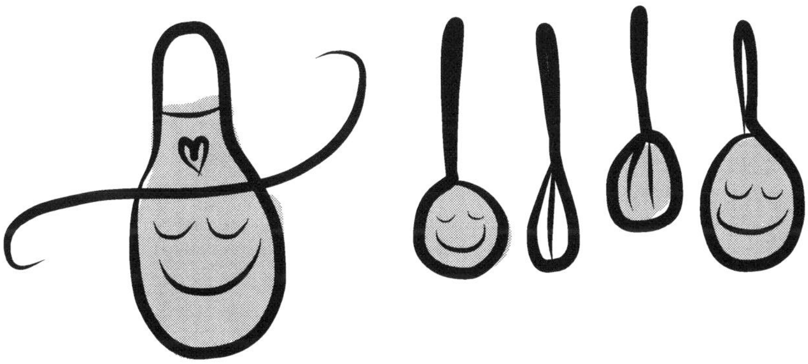

2 Kräuter-Salat-Sauce auf Vorrat

Für 10 Portionen

Zutaten:

120 g weißen Balsamico
80 g Gemüsebrühe
1 EL Erythrit (oder anderes Süßungsmittel)
100 g saure Sahne oder Schmand (fettreduziert)
125 g Naturjoghurt 0,1 %
30 g Senf mittelscharf
50 g Öl
Salz, Pfeffer

Zubereitung:

1. Balsamicoessig, Gemüsebrühe und Erythrit im Mixtopf 4 Min./Varoma/ Stufe 1 aufkochen.
2. Saure Sahne, Joghurt, Senf und Öl zugeben, 10 Sek./ Stufe 5 verrühren.
3. Salatsoße mit Salz und Pfeffer abschmecken.
4. In eine Flasche abfüllen und im Kühlschrank aufbewahren.

Tipp: Passt sehr gut zu Blattsalaten und Rohkost. Im Kühlschrank mind. 1 Woche haltbar.

3 Honig-Senf-Dressing auf Vorrat

Für 10 Portionen

Zutaten:

3 EL Senf mittelscharf
2 EL Honig
4 EL Öl
6 EL Balsamico weiß
Salz, Pfeffer
1 Prise Erythrit (oder anderes Süßungsmittel)

Zubereitung:

1. Alle Zutaten in den Mixtopf geben und 20 Sek./Stufe 7 mixen.
2. Danach in eine Flasche abfüllen und nach Bedarf verwenden.

Tipp: Hält sich im Kühlschrank mind. 1 Woche.

Gerichte vegetarisch und vegan

9 Feta-Gemüse-Auflauf

Für 4 Portionen

Zutaten:

2 EL Petersilie gehackt
2 EL Honig (flüssig)
2 EL Öl
200 g Fetakäse
1 rote Paprika
1 Zucchini
1 Zwiebel
150 g Mais (aus der Dose)
Salz, Pfeffer

Zubereitung:

1. Ofen auf 180°C Umluft vorheizen.
2. Petersilie, Honig, Öl, Salz und Pfeffer in den Mixtopf geben und 5 Sek./Stufe 3 vermischen.
3. Feta in grobe Würfel schneiden und in eine Schüssel geben, mit der Honigmarinade vermischen.
4. Währenddessen Paprika waschen und in Streifen schneiden.
5. Zucchini waschen und in Scheiben schneiden.
6. Zwiebel schälen und in Ringe schneiden. Mais abtropfen lassen.
7. Das ganze Gemüse in die Schüssel geben und alles gut vermischen, evtl. nochmal würzen. Danach in eine gefettete Auflaufform geben und ca. 20-25 Min. backen.

1 Chili sin carne

Für 2 Portionen

Zutaten:

1 Karotte
1 rote Paprikaschote
1 Zwiebel
1 Knoblauchzehe
1 TL Öl
250 g Kidneybohnen (aus der Dose)
150 g Mais (aus der Dose)
400 g Tomaten stückig (aus der Dose)
Salz, Pfeffer
Chillipulver, Cayennepfeffer
Oregano getrocknet
Tabasco-Sauce (optional für mehr Schärfe)

Zubereitung:

1. Karotte schälen und in kleine Würfel schneiden.
2. Paprika waschen, Gehäuse entfernen und auch in kleine Stücke schneiden.
3. Zwiebel und Knoblauch schälen, in den Mixtopf geben und 5 Sek. /Stufe 5 zerkleinern.
4. Karotten-, Paprikawürfel und Öl hinzufügen, 5 Min./100°C/Linkslauf/Stufe 1 andünsten.
5. Währenddessen Kidneybohnen und Mais abtropfen lassen.
6. Stückige Tomaten und Gewürze in den Mixtopf geben und 10 Min./100°C/Linkslauf/Stufe 1 köcheln lassen.
7. Kidneybohnen und Mais einwiegen und 5 Min./100°C/Linkslauf/Stufe 1 vermengen, evtl. nochmal mit Gewürzen und wer es feuriger mag mit etwas Tabasco-Sauce abschmecken.

3 Kartoffel-Paprika-Topf

Für 2 Portionen

Zutaten:

200 g Kartoffeln
1 rote Paprikaschote
1 gelbe Paprikaschote
1 grüne Paprikaschote
1 Zwiebel
1 TL Öl
250 g Gemüsebrühe
2 TL Tomatenmark
½ TL Paprikapulver rosenscharf
Salz, Pfeffer

Zubereitung:

1. Kartoffeln schälen und in Würfel schneiden.
2. Paprika waschen und in Würfel schneiden.
3. Zwiebel schälen, in den Mixtopf geben und 5 Sek./Stufe 5 zerkleinern. Öl hinzufügen und 2 Min./Varoma/Stufe 1 dünsten.
4. Kartoffel- und Paprikastücke hinzufügen und 5 Min./Varoma/Linkslauf/Stufe 1 mit andünsten.
5. Gemüsebrühe, Tomatenmark und Gewürze hinzufügen und 5 Min./100°C/Linkslauf/Stufe 1 köcheln lassen.

3 Gemüseküchlein

Für 2 Portionen

Zutaten:

1 kleine Zucchini
50 g Käse fettreduziert
1 Karotte
1 Zwiebel
1 Ei
½ TL Petersilie, gehackt
1 EL Mehl
Salz, Pfeffer, Paprikapulver
1 TL Öl

Zubereitung:

1. Zucchini waschen, in grobe Stücke schneiden, in den Mixtopf geben und 10 Sek./Stufe 7 zerkleinern. In ein Küchentuch geben und die Flüssigkeit ausdrücken. Mixtopf austrocknen.
2. Käse in den Mixtopf geben und 5 Sek./Stufe 7 zerkleinern, in eine Schüssel umfüllen.
3. Karotte schälen, in grobe Stücke schneiden und in den Mixtopf geben.
4. Zwiebel schälen, halbieren und zu den Karotten geben. 5 Sek./Stufe 5 zerkleinern.
5. Ausgedrückte Zucchiniraspel, Käse, Ei, Petersilie, Mehl und Gewürze hinzufügen und 30 Sek./Knetstufe vermengen. Evtl. noch etwas Mehl hinzufügen, falls der Teig noch nicht fest genug ist.
6. Öl in einer Pfanne erhitzen, aus dem Gemüseteig Frikadellen formen und in einer Pfanne herausbraten.

6 Vegane Kürbis-Pancakes

Für 2 Portionen

Zutaten:

100 g Kichererbsenmehl
1 TL Backpulver
1 EL Erythrit (oder anderes Süßungsmittel)
½ TL Vanille
1 TL Zimt
1 Prise Salz
200 g Kürbispüree
150 - 170 g Wasser
1 TL Öl

Zubereitung:

1. Kichererbsenmehl, Backpulver, Süßungsmittel, Vanille, Zimt und Salz in den Mixtopf geben und 5 Sek./Stufe 5 vermischen.
2. Kürbispüree und 150 g Wasser hinzufügen und 15 Sek./Stufe 4 mixen, evtl. noch etwas Wasser oder Gewürze hinzufügen.
3. Öl in einer Pfanne erhitzen, ca. 2 EL Teigmasse jeweils in die Pfanne setzen und glatt streichen. Pancakes herausbacken, bis die Teigmasse vollständig aufgebraucht ist.

Tipp: Dazu schmeckt Apfelmus, frische Beeren und nur mit etwas Puder-Erythrit/ Puderzucker bestreut.

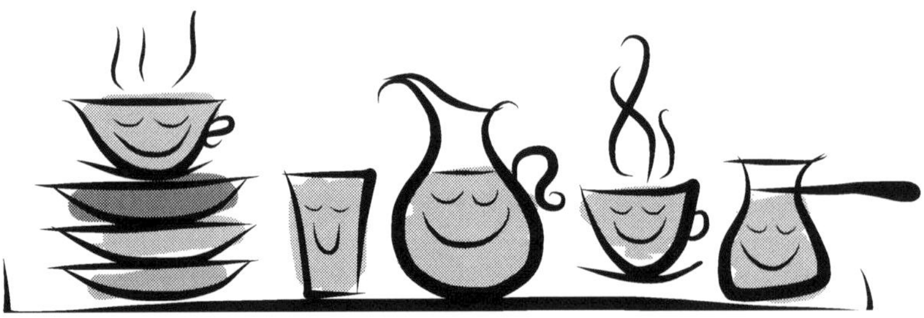

5 Gemüsenudeln mit leichter Tofu-Käse-Soße

Für 2 Portionen

Zutaten:

1 Zwiebel
1 Knoblauchzehe
150 g Räuchertofu
1 TL Öl
300 g Gemüsebrühe
150 g Sahne fettreduziert
½ Zucchini
2 Karotten
Salz, Pfeffer

Zubereitung:

1. Zwiebel und Knoblauch schälen, in den Mixtopf geben und 5 Sek. /Stufe 5 zerkleinern.
2. Tofu würfeln und zusammen mit Öl zu Zwiebel- und Knoblauchstücken hinzufügen. 5 Min./Varoma/Linkslauf/Stufe 1 andünsten.
3. Gemüsebrühe und Sahne hinzufügen und 10 Min./100°C/Linkslauf/Stufe 1 köcheln lassen.
4. Zucchini und Karotten mit einem Spiralschneider/Sparschäler zu Gemüsenudeln verarbeiten.
5. Gemüsenudeln in den Mixtopf hinzufügen und 5 Min./100°C/Linkslauf/Stufe 0,5 vermischen. Mit Salz und Pfeffer abschmecken.

Tipp: Mit frisch gehackter Petersilie servieren und geriebenem Käse bestreuen.

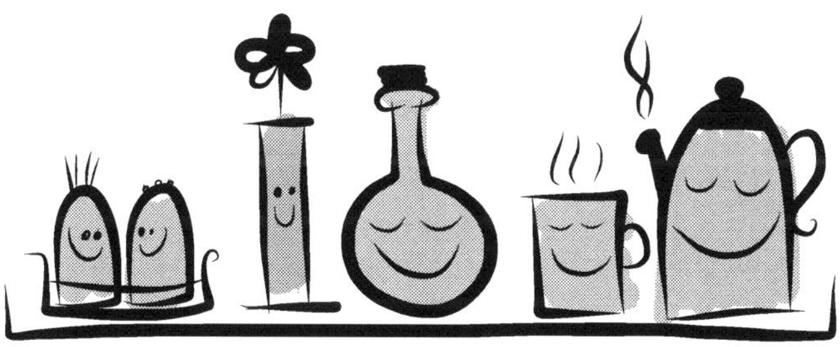

2 Kichererbsen-Bratlinge

Für 2 Portionen

Zutaten:

200 g Kichererbsen (gekocht, Dose)
1 Zwiebel
1 kleine Lauchstange
100 g Champignons
1 Karotte
1 Ei
3 EL Reibekäse fettreduziert
1 TL TK-Kräuter
1 TL Öl
Salz, Pfeffer

Zubereitung:

1. Kichererbsen abtropfen lassen.
2. Zwiebel schälen, halbieren, in den Mixtopf geben 5 Sek./Stufe 5 zerkleinern
3. Lauch und Champignons putzen und in grobe Stücke schneiden.
4. Karotte schälen und in grobe Stücke schneiden.
5. Zwiebel, Lauch, Champignons und Karotte in den Mixtopf geben und 5 Sek./Stufe 5 grob zerkleinern.
6. Ei, Kichererbsen, Reibekäse, Kräuter und Gewürze hinzufügen und 30 Sek./Knetstufe vermengen.
7. Öl in einer Pfanne erhitzen, Bratlinge aus der Kichererbsen-Masse formen und in der Pfanne herausbacken.

Tipp: Dazu passt ein leckerer Salat!

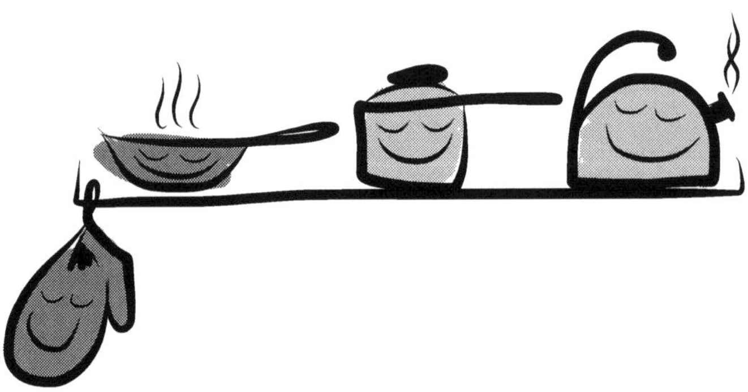

1 Ratatouille

Für 2 Portionen

Zutaten:

2 Zwiebeln
1 TL Öl
1 gelbe Paprikaschote
150 g Zucchini
200 g Aubergine
3 Tomaten
1 TL Kräuter der Provence
1 Prise Erythrit (oder Süßungsmittel nach Wahl)
Salz, Pfeffer

Zubereitung:

1. Zwiebeln schälen, halbieren, in den Mixtopf geben 5 Sek./Stufe 5 zerkleinern
2. Öl hinzufügen und 2 Min./Varoma/Stufe 1 dünsten.
3. Paprika waschen und in Streifen schneiden.
4. Zucchini waschen, der Länge nach durchschneiden und dann Scheiben abschneiden (halbe Scheiben).
5. Aubergine und Tomaten waschen und in Würfel schneiden.
6. Alle Gemüsestücke in den Mixtopf zu den Zwiebeln geben und 5 Min./ Varoma/Linkslauf/Stufe 1 mitdünsten.
7. Kräuter und Gewürze hinzufügen und 15 Min./100°C/Linkslauf/Stufe 1 fertig dünsten.

Tipp: Mit frisch gehackter Petersilie servieren.

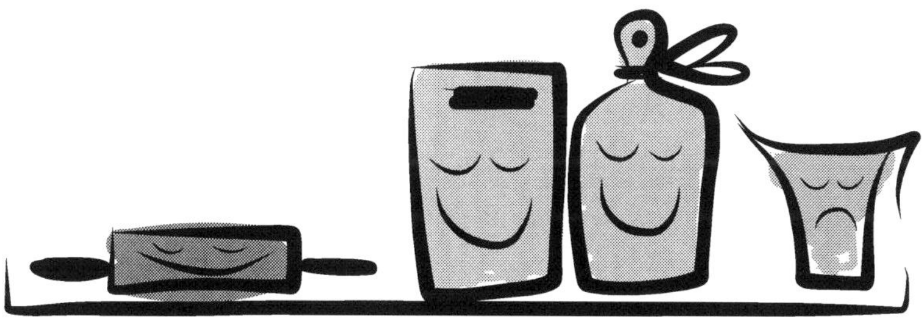

Gerichte mit Garnelen und Fisch

1 Fenchel-Garnelen-Topf

Für 2 Portionen

Zutaten:

400 g Fenchel
1 Knoblauchzehe
1 Schalotte
1 TL Öl
2 EL Zitronensaft
50 g Gemüsebrühe
½ TL Erythrit (oder anderes Süßungsmittel)
Salz, Pfeffer
250 g küchenfertige Garnelen

Zubereitung:

1. Fenchel in feine Streifen schneiden.
2. Schalotte und Knoblauch schälen, in den Mixtopf geben und 5 Sek./Stufe 5 zerkleinern.
3. Öl und Fenchelstreifen hinzufügen und alles 10 Min./Varoma/Linkslauf/Stufe 2 andünsten.
4. Zitronensaft, Gemüsebrühe, Süßungsmittel, Salz und Pfeffer und Garnelen hinzufügen und 10 Min./100°C/Linkslauf/Stufe 1 durchgaren, evtl. nochmals abschmecken.

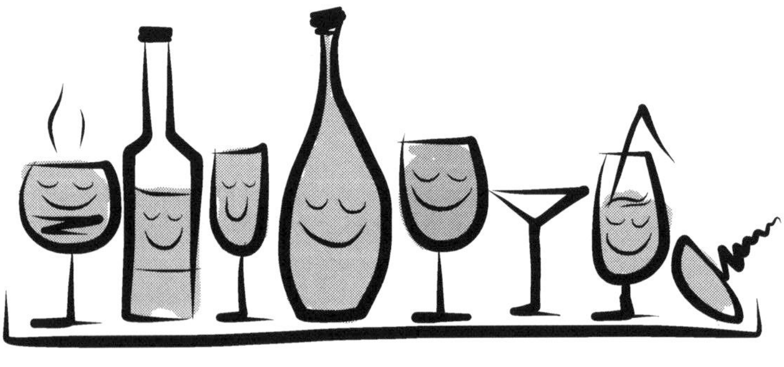

7 Fisch - Curry

Für 2 Portionen

Zutaten:

1 kleine Zwiebel
100 g Karotten
2 Tomaten
1 Stange Lauch
1 TL Öl
250 g Wasser
150 g Kokosmilch (fettreduziert)
1 TL Currypulver
1 EL rote Currypaste
300 g Seelachsfilets
Salz, Pfeffer

Zubereitung:

1. Zwiebel schälen, halbieren, in den Mixtopf geben 5 Sek./Stufe 5 zerkleinern.
2. Karotten schälen und in Scheiben schneiden.
3. Tomaten waschen und würfeln.
4. Lauch putzen und in Ringe schneiden.
5. Karotten-, Tomaten- und Lauchstücke zusammen mit Öl zu den Zwiebeln in den Mixtopf füllen und 6 Min./Varoma/Linkslauf/Stufe 1 andünsten.
6. Wasser, Kokosmilch, Currypaste und Gewürze hinzufügen und 10 Min./100°C/Linkslauf/Stufe 1 köcheln lassen.
7. Seelachsfilets in mundgerechte Würfel schneiden, in den Mixtopf hinzufügen und 8 Min./100°C/Linkslauf/Stufe 1 fertig garen.

Tipp: Anstatt Fisch kann man das Curry auch mit Hähnchenfleisch zubereiten. Dazu passt Reis und Salat.

1

Fischrouladen

Für 2 Portionen

Zutaten:

1 Zwiebel
1 Prise Thymian getrocknet
1 EL Petersilie gehackt
1 TL Kapern
1 TL Öl
1 EL geriebenen Parmesan
4 dünne Fischfilets natur (à 60 g)
Salz, Pfeffer
1 EL Zitronensaft

Zubereitung:

1. Backofen auf 200°C Unter-/Oberhitze vorheizen.
2. Zwiebel schälen, halbieren, in den Mixtopf geben 5 Sek./Stufe 5 zerkleinern
3. Thymian und Petersilie mit Kapern in den Mixtopf hinzufügen und 5 Sek./ Stufe 5 zerkleinern. Mit dem Spatel nach unten schieben.
4. Öl hinzufügen und 3 Min./100°C/Linkslauf/Stufe 1 dünsten.
5. Parmesan hinzugeben und 10 Sek./Linkslauf/Stufe 3 vermischen.
6. Fischfilets von beiden Seiten salzen und pfeffern.
7. Kräuter-Kapern-Käse-Masse auf den Fischfilets verteilen. Fisch aufrollen und mit einem Holzspieß feststecken.
8. Fischrouladen in eine gefettete Auflaufform legen.
9. Zitronensaft über die Fischrouladen träufeln und im Ofenca. 20 Min. backen.

Tipp: Dazu schmeckt Reis mit einer Frischkäsesauce oder Salat.

4 Seelachs in Gemüsesoße

Für 2 Portionen

Zutaten:

1 Karotte
½ Knollensellerie
100 g Champignons
2 EL gehackte Petersilie
500 g Gemüsebrühe
300 g Seelachsfilets
100 g Sahne fettreduziert
½ TL Zitronensaft
1 TL Butter
1 EL Mehl
Salz, Pfeffer

Zubereitung:

1. Karotte schälen und in Scheiben schneiden.
2. Knollensellerie schälen und in Würfel schneiden.
3. Champignons putzen und in Scheiben schneiden.
4. Petersilie und Gemüsebrühe in den Mixtopf geben.
5. Gemüse im Varoma verteilen, auf den Mixtopf aufsetzen und 15 Min./Varoma/Stufe 1 dünsten.
6. Varoma abnehmen, Backpapier auf den Varoma-Einlegeboden ausbreiten. Seelachsfilets salzen und pfeffern und auf das Backpapier legen. Varoma mit Gemüse und Fisch wieder aufsetzen und ca. 10 Min./Varoma/Stufe 2 weiter dünsten lassen, bis Gemüse und Fisch gar gekocht sind.
7. Danach Varoma absetzen, einen Teil der Garflüssigkeit wegschütten bis auf 250 g. Dann Sahne, Zitronensaft, Butter, Gewürze und Mehl hinzufügen und 3 Min./100°C/Stufe 3 köcheln lassen.
8. Gemüse in den Mixtopf zur Soße geben und 30 Sek./80°C/Linkslauf/Stufe 2 einrühren.
9. Gemüsesoße nochmals abschmecken und mit dem Seelachsfilet servieren.

5 Spaghettikürbis mit Forellenfilet

Für 2 Portionen

Zutaten:

500 g Gemüsebrühe
1 Spaghetti-Kürbis (ca. 600 g)
250 g geräuchertes Forellenfilet
150 g Sour Cream fettarm
Salz, Pfeffer

Zubereitung:

1. Gemüsebrühe in den Mixtopf geben.
2. Kürbis in Längsrichtung halbieren, entkernen und Schnittflächen mit Salz und Pfeffer würzen.
3. Kürbishälften mit der Schnittfläche nach unten in den Varoma geben und 25 Min./Varoma/Stufe 1 garen. Gardauer hängt von der Stärke der Kürbishälften ab.
4. Spaghetti-Kürbis mit geräuchertem Forellenfilet und Sour Cream servieren.

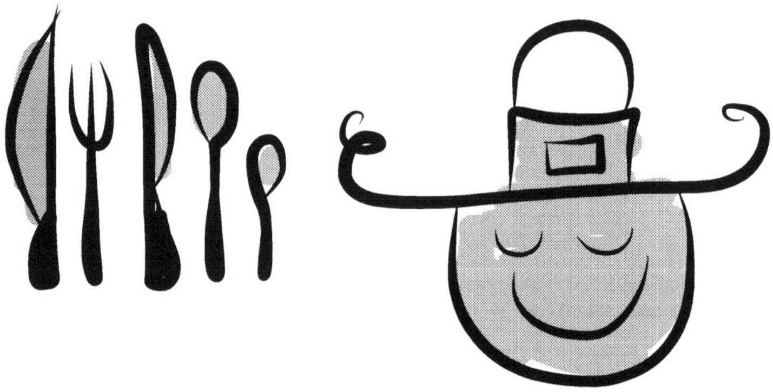

1 Fisch mit Gemüsepanade

Für 2 Portionen

Zutaten:

1 Paprika rot
1 Zwiebel
1 TL Öl
300 g Fischfilet z.B. Pangasius
1 EL Zitronensaft
Kräutersalz, Pfeffer
Auflaufform
Öl zum Fetten der Form

Zubereitung:

1. Backofen auf 200°C Ober-/Unterhitze vorheizen.
2. Paprika waschen und in grobe Stücke schneiden.
3. Zwiebel schälen und halbieren.
4. Paprika und Zwiebel mit Öl in den Mixtopf geben und 5 Sek./Stufe 6 zerkleinern.
5. Fischfilets mit Zitronensaft, Salz und Pfeffer würzen.
6. Fischfilets nebeneinander in eine gefettete Auflaufform geben und die Gemüseraspel darauf verteilen und nochmals würzen.
7. Auflaufform in den heißen Backofen geben und ca. 20-25 Min. backen.

Tipp: Mit frischen Kräutern oder Kräuterquark servieren.

Gerichte mit Geflügel

9 FRUCHTIGES PUTENCURRY

Für 2 Portionen

Zutaten:

400 g Putenbrust
1 Zwiebel
1 TL Kokosöl (alternativ Öl)
300 g Gemüsebrühe
½ TL Salz
½ TL weißer Pfeffer
1 TL Currypulver
1 EL Currypaste gelb (optional)
1 Dose Fruchtcocktail ohne Zucker
100 g Sahne fettreduziert
2 EL Speisestärke/Mehl

Zubereitung:

1. Putenbrust abwaschen, trocken tupfen und würfeln.
2. Zwiebel schälen, halbieren, in den Mixtopf geben 5 Sek./Stufe 6 zerkleinern
3. Kokosöl und Putenbrustwürfel hinzufügen und 5 Min./Varoma/Linkslauf/Stufe 1 dünsten.
4. Gemüsebrühe und Gewürze hinzufügen. 15 Min./100°C/Linkslauf/Stufe 1 köcheln lassen.
5. Fruchtcocktail durch ein Sieb abgießen.
6. Sahne, Fruchtcocktail und Stärke in den Mixtopf geben und 5 Min./100°C/ Linkslauf fertig köcheln lassen. Putencurry evtl. nochmal abschmecken.

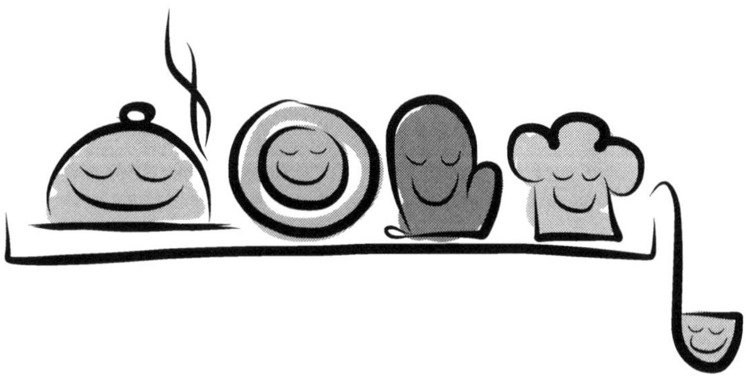

3

Hähnchen süß – sauer

Für 2 Portionen

Zutaten:

1 Karotte
500 g Gemüsebrühe
1 rote Paprika
1 gelbe Paprika
1 kleine Zucchini
250 g Hähnchenbrustfilet
Salz, Pfeffer
1 Stück Ingwer (ca. 2 cm)
1 Tomate
50 g Obstessig
1 EL Agavendicksaft oder Honig
½ TL Paprikapulver edelsüß
1 EL Speisestärke/Mehl
2 TL Tomatenmark
1 EL Sojasoße
1 EL Limettensaft
100 g Ananasstücke aus der Dose, zuckerfrei
5 EL Ananassaft (der Ananasstücke)

Zubereitung:

1. Karotten waschen, schälen, in Scheiben schneiden und im Varoma verteilen.
2. Gemüsebrühe in den Mixtopf gießen, Varoma mit den Karottenstücken aufsetzen und 5 Min./Varoma/Stufe 1 garen.
3. Währenddessen Paprika und Zucchini putzen und würfeln.
4. Hähnchenbrust würfeln und würzen.
5. Paprika und Zucchini unten zu den Karotten in den Varoma einfüllen. Ein Backpapier in den Varoma-Einlegeboden einlegen und die Hähnchenbrustwürfel darauf verteilen.
6. Varoma aufsetzen und 20 Min./Varoma/Stufe 1 garen lassen.
7. Gemüsebrühe aus dem Mixtopf in einen Messbecher umfüllen.
8. Ingwer schälen und in den Mixtopf geben.
9. Tomate waschen, halbieren und zusammen mit dem Ingwer 5 Sek./Stufe 7 zerkleinern.
10. 100 g Gemüsebrühe, Obstessig, Agavendicksaft, Gewürze, Stärke und Tomaten-mark zugeben, 10 Sek./Stufe 3 verrühren, dann 4 Min./100°C/ Stufe 2 aufkochen.
11. Sojasoße, Limettensaft, Ananasstücke und Ananassaft in den Mixtopf geben, 10 Sek./Linkslauf/Stufe 2 vermengen.
12. Fleisch und Gemüse aus dem Varoma in die Sauce geben und 5 Min./100°C/ Linkslauf/Stufe 1 vermischen.

5 Hähnchenbrustfilets Caprese in Tomatensoße

Für 2 Portionen

Zutaten:

2 Hähnchenbrustfilets (insgesamt ca. 250 g, flach wie Schnitzel, ansonsten noch zuschneiden)
Salz, Pfeffer
2 Tomaten
1 Kugel Mozzarella light
1 Zwiebel
1 Knoblauchzehe
1 TL Kokosöl (alternativ Öl)
1 EL Tomatenmark
300 g Gemüsebrühe
200 g stückige Tomaten aus der Dose
2 EL Frischkäse fettarm
1 TL italienische Kräuter

Zubereitung:

1. Hähnchenbrustfilets von beiden Seiten salzen und pfeffern und nebeneinander in den Varoma geben.
2. Tomaten waschen und in Scheiben schneiden.
3. Mozzarella in Scheiben schneiden.
4. Hähnchenbrustfilets erst mit Tomaten, dann mit Mozzarella belegen.
5. Angefeuchtetes Backpapier in den Varoma-Einlegeboden legen, belegte Hähnchenbrustfilets darauf geben.
6. Zwiebel und Knoblauch schälen, in den Mixtopf geben und 5 Sek. /Stufe 5 zerkleinern.
7. Kokosöl zufügen und 3 Min./Varoma/Stufe 1 andünsten.
8. Tomatenmark und Gemüsebrühe zugeben, 5 Sek./Stufe 5 mixen.
9. Gefüllten Varoma aufsetzen und 10 Min./Varoma/Stufe 1 garen.
10. Varoma absetzen, stückige Tomaten, Frischkäse und italienische Kräuter zur restlichen Gemüsebrühe hinzufügen, Varoma wieder aufsetzen und 10 Min/ Varoma/Linkslauf/Stufe 2 fertig kochen.
11. Tomatensoße abschmecken, mit den Hähnchenschnitzeln servieren.

8 Putenschnitzel mit gedünstetem Gemüse und Tomatensauce

Für 2 Portionen

Zutaten:

2 Putenschnitzel (ca. 250 g gesamt
1 Paprika
1 kleine Zucchini
600 g Wasser
1 EL Gemüsebrühe-Pulver
250 g Reis
2 EL Tomatenmark
100 g saure Sahne fettreduziert
1 EL Mehl
½ TL Paprikapulver
(Kräuter-)salz, Pfeffer

Zubereitung:

1. Putenschnitzel von beiden Seiten salzen und pfeffern und nebeneinander in den mit Backpapier ausgelegten Varoma-Einlegeboden geben.
2. Paprika waschen und in Streifen schneiden.
3. Zucchini waschen, der Länge nach halbieren und in Scheiben schneiden.
4. Das Gemüse in den Varomabehälter hinzufügen.
5. Wasser im Wasserkocher kochen, währenddessen Reis im Garkörbchen abwiegen.
6. Garkörbchen mit Reis in den Mixtopf einsetzen und gekochtes Wasser und Gemüsebrühe-Pulver hinzufügen. Varoma aufsetzen und 20 Min./Varoma/Stufe 1 garen. Kochdauer von Reis anpassen je nach Zubereitungsanleitung des Produkts und das Garkörbchen mit Reis bereits vorher entfernen.
7. Varoma abnehmen und wer die Putenschnitzel angebraten möchte, kann sie kurz in der Pfanne von beiden Seiten scharf anbraten während die Sauce köchelt.
8. 250 g der Gemüsebrühe im Mixtopf belassen, den Rest wegschütten. Tomatenmark, saure Sahne, Mehl, Salz, Pfeffer und Paprikapulver hinzufügen, Varoma aufsetzen und 3 Min./Varoma/Stufe 3 aufkochen.
9. Putenschnitzel mit Gemüse und Tomatensauce servieren.

Gerichte mit Fleisch

5

Schnelles Gulasch

Für 2 Portionen

Zutaten:

1 Zwiebel
1 Knoblauchzehe
1 TL Öl
250 g Schweinegulasch
150 g Gemüsebrühe
50 g Weißwein
2 EL Tomatenmark
½ TL Paprikapulver edelsüß
100 g Sahne fettreduziert
Evtl. 1-2 EL Speisestärke/Mehl
Salz, Pfeffer

Zubereitung:

1. Zwiebel und Knoblauch schälen, in den Mixtopf geben und 5 Sek. /Stufe 5 zerkleinern.
2. Öl zufügen und 3 Min./Varoma/Stufe 1 dünsten.
3. Gulaschfleisch hinzufügen und 5 Min./Varoma/Linkslauf/Stufe 1 weiter dünsten.
4. Gemüsebrühe, Weißwein, Tomatenmark, Gewürze zum Fleisch geben und 25 Min./100°C/Linkslauf/Stufe 1 köcheln lassen.
5. Sahne und Stärke hinzufügen und 5 Min./80°C/Linkslauf/Stufe 1 unterrühren.

Tipp: Dazu schmecken Nudeln oder Kartoffelpüree.

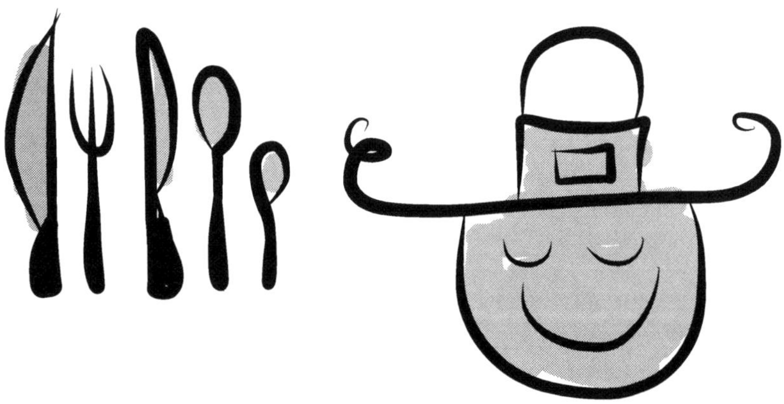

5 Schweinefilet im Gemüsebett

Für 2 Portionen

Zutaten:

100 g Karotten
100 g Kohlrabi
500 g Gemüsebrühe
250 g Schweinefilet
Paprikapulver edelsüß
1 TL Öl
100 g saure Sahne oder Crème Fraîche fettarm
1 EL Speisestärke/Mehl
½ TL Senf
Salz, Pfeffer

Zubereitung:

1. Karotten schälen und in Scheiben schneiden.
2. Kohlrabi schälen und würfeln
3. Gemüsestücke im Varoma verteilen.
4. Gemüsebrühe in den Mixtopf geben und Varoma aufsetzen, 20 Min./ Varoma/Stufe 2 garen.
5. Nach ca. 10 Min. Garzeit Schweinefilet in Scheiben schneiden und würzen.
6. Öl in eine Pfanne geben und Filets von beiden Seiten kurz scharf anbraten und in den mit Backpapier ausgelegten Einlegeboden des Varoma geben.
7. Varoma wieder aufsetzen für die restliche 10 Min. Garzeit nun zusätzlich mit den Filets im Varoma.
8. 300 g Gemüsebrühe im Mixtopf belassen, den Rest wegschütten.
9. Saure Sahne, Stärke, Senf, etwas Salz und Pfeffer zur Gemüsebrühe geben, Varoma wieder aufsetzen und 5 Min./Varoma/Stufe 1 aufkochen.
10. Soße nochmals abschmecken.
11. Schweinefilet zu Gemüse und mit der Soße servieren.

10 Hackbraten

Für 2 Portionen

Zutaten:

1 Zwiebel
1 TL Öl
200 g Rinderhackfleisch
1 Ei
2 EL geriebenen Parmesan
1 EL Paniermehl
1 TL Paprika
1 TL Petersilie gehackt
½ TL Salz
½ TL Pfeffer
1 TL Senf mittelscharf

Zubereitung:

1. Backofen auf 180°C Umluft vorheizen.
2. Zwiebel schälen, halbieren, in den Mixtopf geben 5 Sek./Stufe 6 zerkleinern, Öl zugeben und 3 Min/Varoma/Stufe 1 andünsten.
3. Hackfleisch, Ei, Parmesan, Paniermehl, Gewürze, Kräuter und Senf zugeben. 1 Min./Knetstufe gut vermischen.
4. Hackmasse entnehmen, einen Hackbraten formen und in einen gefetteten Bräter mit Deckel geben.
5. Hackbraten zugedeckt im heißen Ofen 45 – 50 Minuten backen. Die Garzeit hängt von der Stärke des geformten Bratens ab.
6. Für einen schönen knusprigen Hackbraten den Deckel in den letzten 10 Minuten abnehmen.

Tipp: Dazu schmeckt Kartoffelpüree.

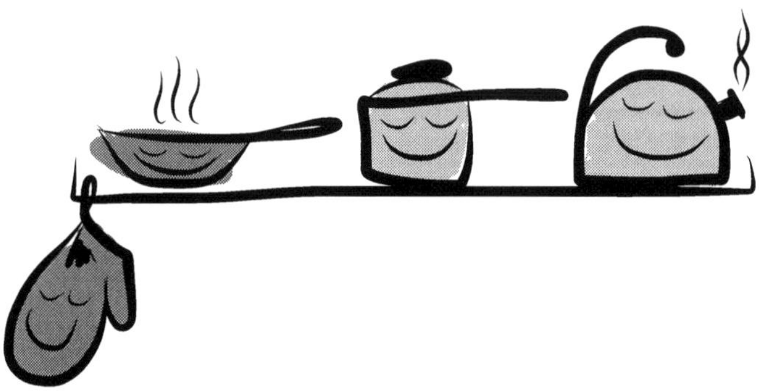

9 Hackfleisch-Bohnen-Topf

Für 2 Portionen

Zutaten:

1 Zwiebel
1 TL Öl
200 g gemischtes Hackfleisch
100 g Frischkäse fettreduziert
350 g Gemüsebrühe
500 g grüne Bohnen, gekocht (Glas)
Salz, Pfeffer

Zubereitung:

1. Zwiebel schälen, halbieren, in den Mixtopf geben 5 Sek./Stufe 6 zerkleinern
2. Öl und Hackfleisch hinzufügen und 5 Min./Varoma/Linkslauf/Stufe 1 andünsten.
3. Frischkäse und Gemüsebrühe einwiegen und 10 Min./100°C/Linkslauf/Stufe 1 köcheln lassen.
4. Bohnen hinzufügen und 8 Min./90°C/Linkslauf/Stufe 1 erwärmen und unterrühren, evtl. nochmals abschmecken.

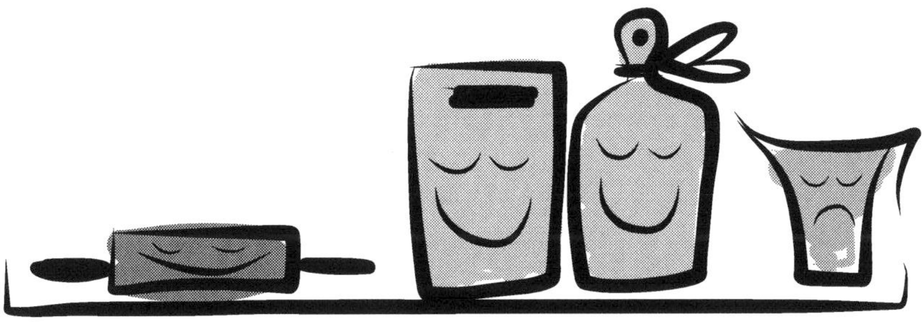

8 Kohlrouladen

Für 2 Portionen

Zutaten:

4 Kohlblätter
1 Zwiebel
200 g Hackfleisch
1 Ei
1 EL gehackte Petersilie
1 EL Paniermehl
Salz, Pfeffer, Paprikapulver

Zubereitung:

1. Kohlblätter in einem Topf mit Salzwasser kurz blanchieren, damit sie biegsam werden.
2. Zwiebel schälen, in den Mixtopf geben und 5 Sek. /Stufe 5 zerkleinern.
3. Hackfleisch, Ei, Petersilie, Paniermehl und Gewürze hinzufügen und 1 Min./ Knetstufe vermengen.
4. Strunk der Kohlblätter wegschneiden, Hackmasse gleichmäßig zu 4 Portionen kneten, in die Kohlblätter einwickeln, mit Holzspießen fixieren.
5. Kohlrouladen auf Varoma und Varoma-Einlegeboden verteilen, damit der Dampf gut durchziehen kann.
6. Gemüsebrühe in den Mixtopf füllen und Kohlrouladen 25-30 Min./Varoma/ Stufe 2 garen.

Tipp: Perfekte Beilage dazu sind Kartoffeln, die man z.B. währenddessen im Garkörbchen mitkochen kann.

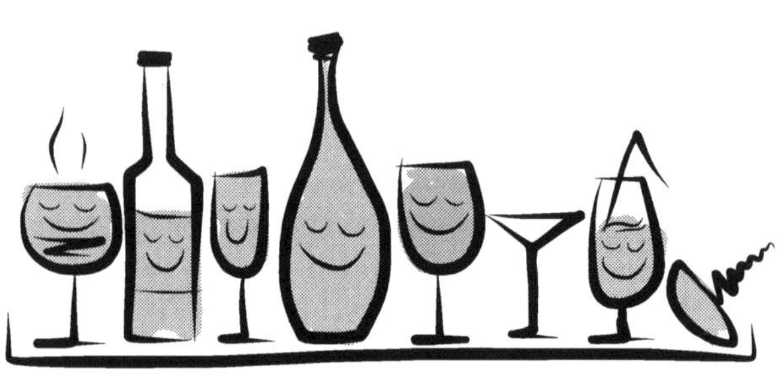

12 Würstchengulasch

Für 2 Portionen

Zutaten:

1 rote Paprikaschote	1 TL Senf
1 TL Butter	1 TL Tomatenmark
1 EL Speisestärke/Mehl	Salz, Pfeffer
150 g Gemüsebrühe	200 g Mais gekocht
100 g Kräuterfrischkäse fettreduziert	3 Stück Wiener Würstchen

Zubereitung:

1. Paprikaschote waschen und fein würfeln.
2. Butter, Stärke, Gemüsebrühe, Frischkäse, Senf, Tomatenmark und Gewürze in den Mixtopf geben, erst 10 Sek./Stufe 6 mixen und dann 5 Min./100°C/Stufe 3 aufkochen lassen.
3. Paprikawürfel und Mais zugeben, 12 Min./100°C/Linkslauf/Stufe 2 köcheln lassen.
4. Wiener Würstchen in feine Scheiben schneiden und zugeben, 5 Min./90°C/Linkslauf/ Stufe 1 erhitzen und nochmals abschmecken.

Tipp: Dazu schmecken Nudeln und Salat.

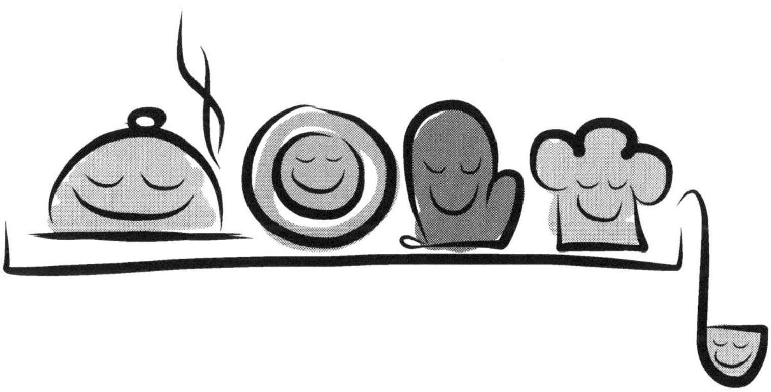

Brötchen und Brote

3

Frühstücksbrötchen

Für 8 Stück

Zutaten:

50 g gemahlene Mandeln
50 g Leinsamenschrot
1 EL Weizenkleie
50 g Weizenmehl
½ Päckchen Backpulver
150 g Magerquark
3 Eier
1 EL Körner nach Belieben zum Bestreuen (z.B. Kürbiskerne, Sonnenblumenkerne etc.)

Zubereitung:

1. Backofen auf 170°C Umluft vorheizen. Backblech mit Backpapier belegen.
2. Mandeln, Leinsamenschrot, Weizenkleie, Weizenmehl und Backpulver im Mixtopf 5 Sek./Stufe 4 vermischen und kurz umfüllen.
3. Magerquark und Eier in den Mixtopf geben und 10 Sek./Stufe 5 verrühren.
4. Mischung der trockenen Zutaten wieder hinzufügen und alles 2 Min./ Knetstufe verkneten.
5. Aus der Teigmasse Brötchen formen und auf das vorbereitete Backblech legen.
6. Brötchen mit Körnern bestreuen und etwa 35-40 Minuten im Ofen backen.

4

Vollkorn-Brötchen

Für 15 Stück

Zutaten:

500 g Dinkelvollkornmehl
300 ml Wasser
1 Würfel Hefe (ca. 40 g)
1 EL Salz
1 TL Zucker
2 EL Öl
100 g Körner nach Belieben z.B. Sonnenblumenkerne, Leinsamen, etc.

Zubereitung:

1. Backofen auf 200°C Ober- und Unterhitze vorheizen.
2. Alle (außer 1 EL Körner zum Bestreuen) Zutaten in den Mixtopf geben und 2 Min./Knetstufe kneten.
3. Teig zu Brötchen formen und auf ein mit Backpapier ausgelegtes Blech geben. Mit Körner bestreuen und diese andrücken.
4. Im Ofen ca. 20-25 Min. backen.

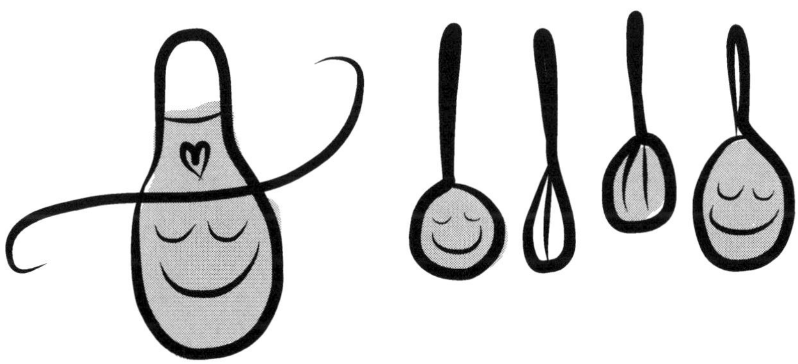

4 Dinkel-Körner-Brot

Für 15 Scheiben

Zutaten:

600 g Dinkel-Vollkornmehl
400 g Wasser
1 Würfel Hefe (ca. 40 g)
2 TL Salz
1 TL Zucker
2 EL Apfelessig
100 g Körner nach Belieben z.B. Sonnenblumenkerne, Leinsamen, etc.
1 TL Brotgewürz

Zubereitung:

1. Backofen auf 200°C Ober- und Unterhitze vorheizen. Backblech mit Backpapier belegen.
2. Mehl, Wasser, Hefe, Salz, Zucker, Apfelessig, Körner (außer 1 EL zum Bestreuen) und Brotgewürz in den Mixtopf geben und 2 Min./Knetstufe kneten.
3. Zu einem Laib Brot formen und abgedeckt an einem warmen Ort ca. 30 Min. gehen lassen. Mit Körner bestreuen und diese andrücken.
4. In den Ofen schieben und ca. 40-45 Min. backen.

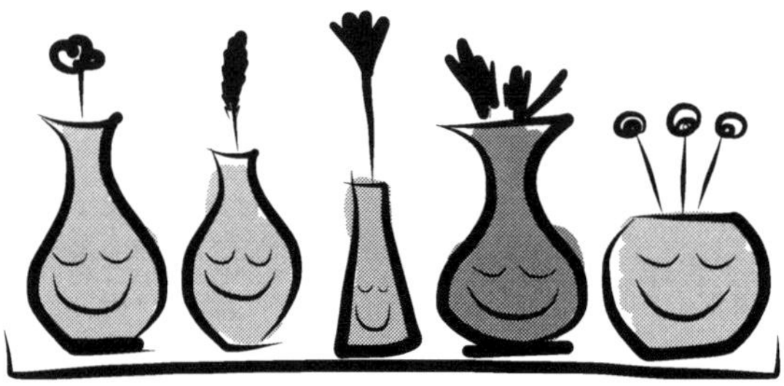

4 Kräuter-Vollkornbrot

Für 15 Scheiben

Zutaten:

300 g Dinkelvollkornmehl
250 g Weizenvollkornmehl
500 g Wasser
1 Würfel Hefe (ca. 40 g)
1 EL Salz
100 g Körner gemischt (z.B. Sonnenblumenkerne, Leinsamen, Sesam, Kürbiskerne etc.)
2 EL Balsamico-Essig weiß
1 EL getrocknete Kräuter z.B. italienisch

Zubereitung:

1. Backofen auf 200°C Ober- und Unterhitze vorheizen.
2. Alle Zutaten (außer 1 EL zum Bestreuen) in den Mixtopf geben und 2 Min./ Knetstufe kneten.
3. Backblech mit Backpapier auslegen und Teig zu einem Laib formen.
4. Mit Wasser bepinseln, mit Körner bestreuen und diese andrücken.
5. Im Ofen ca. 50-60 Min. backen.

Aufstriche und Dips

1 Tomaten-Kräuter-Aufstrich

Für 2 Portionen

Zutaten:

2 Cocktailtomaten
100 g Frischkäse fettreduziert
1 EL Schnittlauch gehackt
Salz, Pfeffer

Zubereitung:

1. Cocktailtomaten waschen und halbieren. In den Mixtopf geben und 5 Sek./Stufe 5 zerkleinern.
2. Frischkäse, Schnittlauch und Gewürze hinzufügen und 10 Sek./Linkslauf/Stufe 3 vermischen, evtl. nochmal abschmecken.

2 Schinken-Frischkäse-Aufstrich

Für 2 Portionen

Zutaten:

1 Zwiebel
1 EL Petersilie gehackt
150 g gekochten Schinken
150 g Frischkäse fettarm
Salz, Pfeffer

Zubereitung:

1. Zwiebel schälen, halbieren, mit Petersilie im Mixtopf 5 Sek./Stufe 5 zerkleinern.
2. Schinken etwas zerrreißen, zugeben und 3 Sek./Stufe 4 zerkleinern.
3. Frischkäse einwiegen, Gewürze hinzufügen und 5 Sek./Stufe 5 verrühren.

2

Chili-Hummus

Für 2 Portionen

Zutaten:

1 Dose Kichererbsen (gekocht aus der Dose)
2 Knoblauchzehen
1 Chili
2 EL Zitronensaft
1 EL Sesampaste (Tahin)
1 TL Salz
Pfeffer
1 TL Kreukümmel gemahlen
1 TL Paprikapulver

Zubereitung:

1. Kichererbsen abtropfen lassen.
2. Knoblauchzehe schälen, Chilischote putzen, in den Mixtopf geben 5 Sek./Stufe 5 zerkleinern.
3. Restliche Zutaten hinzufügen und 20 Sek./Stufe 2 cremig rühren.

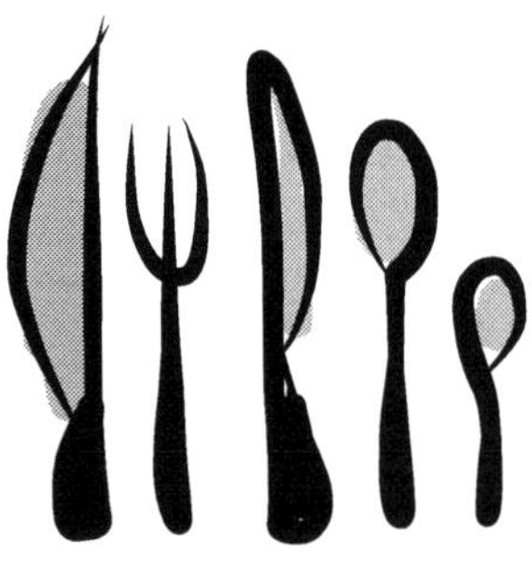

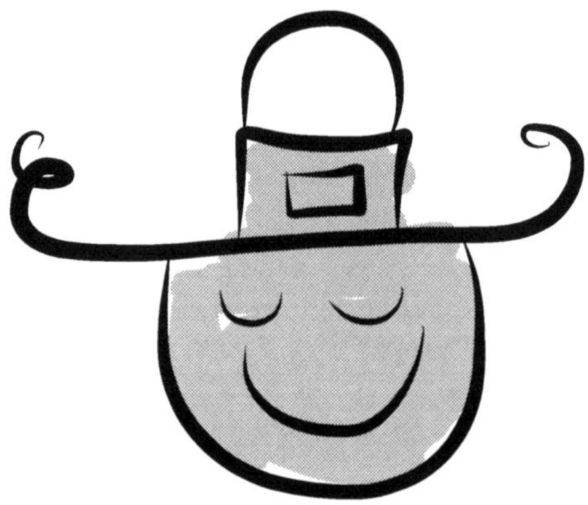

4 Schneller Avocado-Dip

Für 2 Portionen

Zutaten:

110 g Avocado-Fruchtfleisch
2 EL Zitronensaft
1 Tomate
Salz, Pfeffer

Zubereitung:

1. Avocadofruchtfleisch auslösen und in den Mixtopf geben.
2. Zitronensaft und Gewürze hinzufügen und 10 Sek./Stufe 7 pürieren.
3. Tomate waschen und in kleine Würfel schneiden.
4. Tomatenwürfel in den Mixtopf hinzufügen und 5 Sek./Linkslauf/Stufe 1 unterheben, evtl. nochmal abschmecken.

Tipp: Kann man auch mit anderen Gemüsestückchen variieren z.B. Paprika.

Süße Gerichte und Nachtisch

8 Haferflocken-Crêpes

Für 4 Portionen

Zutaten:

30 g Butter (weich)
3 Eier
100 g Buttermilch
1 Prise Salz
100 g Weizenmehl
80 g Haferflocken
1 TL Öl z.B. Sonnenblumenöl

Zubereitung:

1. Butter, Eier, Buttermilch und Salz in den Mixtopf geben und 10 Sek./Stufe 5 mixen.
2. Mehl und Haferflocken einwiegen und 10 Sek./Stufe 4 einrühren.
3. Öl in einer Pfanne erhitzen und immer ca. 2 EL Teigmasse in die Pfanne geben und zu einem Crêpes glattstreichen. Nacheinander ausbacken bis die Teigmasse verbraucht ist.

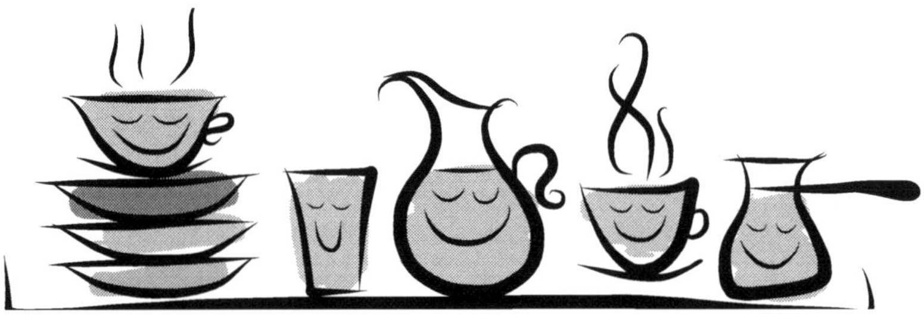

O

Apfelmus

Für 2 Portionen

Zutaten:

400 g säuerliche Äpfel
25 g Wasser
1 EL Erythrit oder Süßungsmittel nach Wahl (z.B. Honig, Zucker)
2 EL Zitronensaft
1 Prise Zimt

Zubereitung:

1. Äpfel schälen, Gehäuse entfernen und in kleine Würfel schneiden.
2. Apfelstücke, Wasser, Erythrit, Zitronensaft und Zimt im Mixtopf 8 Min./100°C/ Stufe 1 köcheln lassen.
3. Danach alles noch 10 Sek./Stufe 6 pürieren. Wer es stückiger mag, püriert es nur leicht für 5 Sek./Stufe 3.

4

Früchte-Joghurt

Für 2 Portionen

Zutaten:

1 Apfel
1 Birne
1 Banane
300 g Naturjoghurt fettarm
1 TL Honig

Zubereitung:

1. Apfel und Birne waschen, Kerngehäuse entfernen und vierteln.
2. Banane schälen.
3. Apfel, Birne, Banane in den Mixtopf geben und 5 Sek./Stufe 4 zerkleinern.
4. Joghurt und Honig zugeben 10 Sek./Linkslauf/Stufe 2 einrühren.

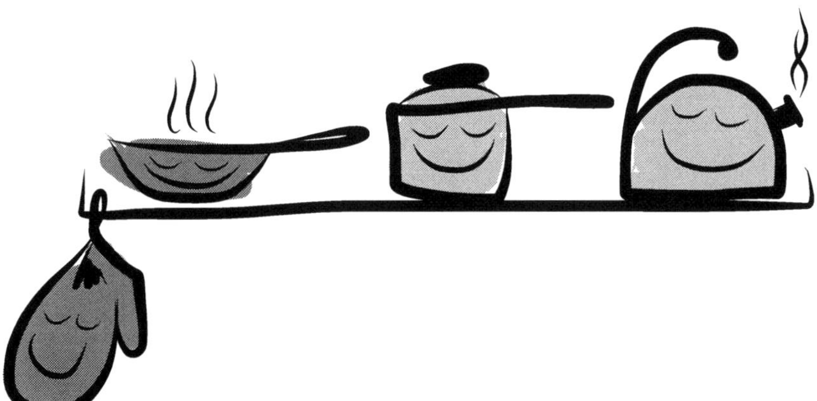

2

Müslikekse

Für ca. 10 Stück

Zutaten:

1 Banane
1 Apfel
1 EL Honig (optional, durch Apfel und Banane kommen die Kekse auch ohne Süßungsmittel aus)
1 Prise Vanille
1 Prise Salz
150 g Haferflocken
20 g Mandelsplitter (gehobelte Mandeln)
½ TL Backpulver

Zubereitung:

1. Den Backofen auf 170°C Umluft vorheizen.
2. Banane schälen, in groben Stücken in den Mixtopf geben.
3. Apfel waschen, schälen, Kerngehäuse entfernen, vierteln und auch in den Mixtopf geben.
4. Honig, Vanille und Salz hinzufügen und alles 10 Sek./Stufe 8 pürieren.
5. Haferflocken, Mandelsplitter und Backpulver hinzufügen und 10 Sek./ Linkslauf/Stufe 1 verrühren.
6. Von der Teigmasse immer ca. 1 EL als Teigkleckse auf ein mit Backpapier ausgelegtes Backblech geben und für ca. 15 Min. im Ofen backen.

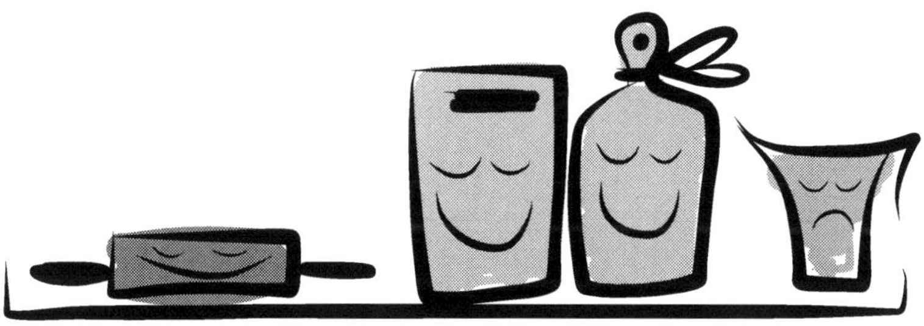

3 Apfel-Muffins

Für 9 Stück

Zutaten:

1 Apfel
150 g Joghurt fettarm
50 g Milch fettarm
1 Ei
1/2 TL Zimt
1/2 TL Vanille
2 EL Honig (oder Süßungsmittel nach Wahl z.B. Zucker, Erythrit)
150 g Mehl
1 TL Backpulver
50 g Haferflocken

Zubereitung:

1. Backofen auf 160°C Umluft vorheizen.
2. Apfel waschen, schälen, Gehäuse entfernen und in kleine Würfel schneiden.
3. Joghurt, Milch, Ei, Zimt, Vanille und Honig in den Mixtopf geben und 10 Sek./Stufe 4 verrühren.
4. Mehl und Backpulver einwiegen und 5 Sek./Stufe 5 unterheben.
5. Haferflocken und Apfelstücke hinzufügen und 10 Sek./Linkslauf/Stufe 1 unterheben.
6. In Muffinförmchen geben und im Ofen ca. 15-20 Min. backen.

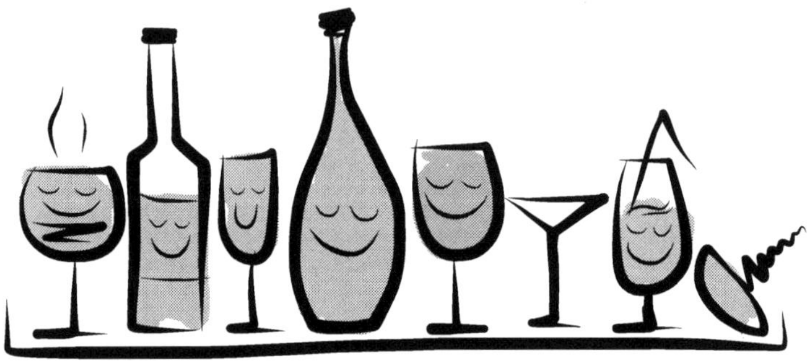

4

Grießschaum

Für 2 Portionen

Zutaten:

250 g Milch fettarm
1 TL Puder-Erythrit (oder Süßungsmittel nach Wahl z.B. Puderzucker)
30 g Hartweizengrieß
½ TL (Weinstein-)Backpulver

Zubereitung:

1. Schmetterling einsetzen, Milch und Süßungsmittel hinzufügen und 3 Min./100°C/Stufe 2 rühren..
2. In den letzten 30 Sek. den Hartweizengrieß durch die Mixtopf-Öffnung einrieseln lassen.
3. Danach 20 Sek./Stufe 3 rühren lassen und das Backpulver in den ersten Sekunden einrieseln lassen.
4. In Schälchen füllen, abkühlen lassen und in den Kühlschrank stellen.

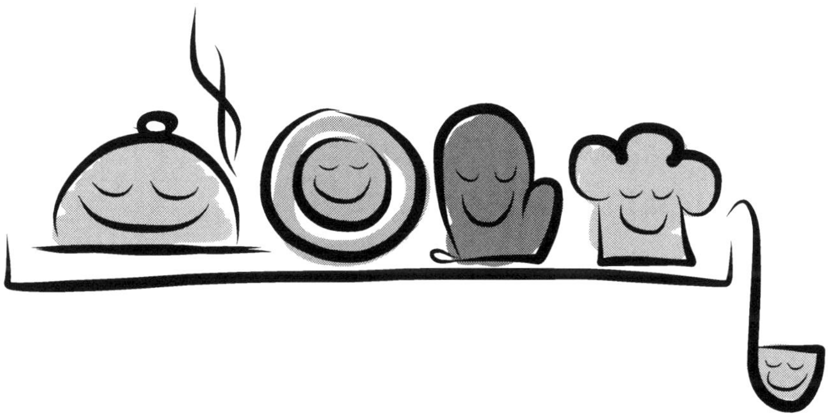

3 Vanillepudding

Für 2 Portionen

Zutaten:

1 Vanilleschote (optional 1 TL Vanillepulver)
300 g + 2 weitere EL Milch fettarm
25 g Erythrit (oder anderes Süßungsmittel)
2 EL Speisestärke/Mehl

Zubereitung:

1. Vanilleschote aufschneiden und das Vanillemark herausschaben.
2. Vanillemark, 300 g Milch und Süßungsmittel in den Mixtopf geben und 4 Min./80°C/Stufe 1 erwärmen.
3. 2 EL Milch mit Stärke in einem kleinen Gefäß glatt rühren.
4. 3 Min./100°C/Stufe 3 einstellen und die glatt gerührte Stärke-Mischung durch den Mixtopfdeckel einfließen lassen.
5. Puddingmasse in Dessertschalen füllen und erkalten lassen.

Tipp: Noch heiß über gefrorene Beeren geben oder mit einem Kompott servieren.

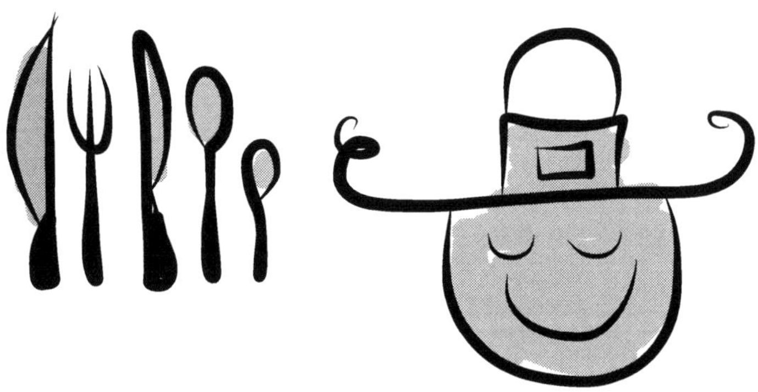

2 Beeriges Sektsorbet light

Für 2 Portionen

Zutaten:

300 g gefrorene Beeren
20 g Erythrit (oder Süßungsmittel nach Wahl)
200 g Sekt light

Zubereitung:

1. Beeren und Erythrit in den Mixtopf geben und 10 Sek./Stufe 9 pürieren.
2. Sekt light zugießen und 5 Sek./Stufe 5 unterrühren.
3. In vorbereitete Dessertgläser füllen und sofort genießen.

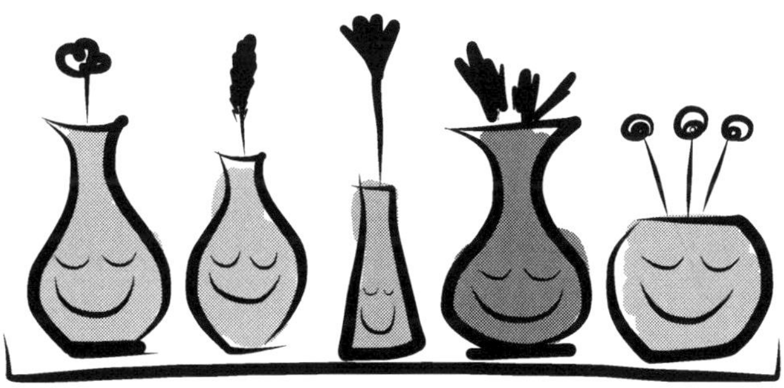

Impressum

ISBN-13: 978-1985117785
ISBN-10: 1985117789

© 2018
Sabine Berg, c/o BJ-Autorenservice, Bianca Jantzen, Gildehauser Weg 140a, 48529 Nordhorn

Bildnachweis Cover:
Depositphotos: © olhaafanasieva, Odelinde, Maria-Lapina, timolina, ildi_papp, Rawlik

Dieses Werk ist in allen seinen Teilen urheberrechtlich geschützt. Jede Verwertung der Texte und Bilder außerhalb der engen Grenzen des Urheberrechtsgesetzes ist ohne schriftliche Zustimmung des Autors unzulässig und strafbar. Das gilt insbesondere für Vervielfältigungen, Übersetzungen, Mikroverfilmungen und die Einspeicherung und Verarbeitung in elektronischen Systemen.

Alle Ratschläge in diesem Buch wurden von der Verfasserin und von ihren Beauftragten sorgfältig erwogen und geprüft. Sie bieten jedoch keinen Ersatz für kompetenten, fachlichen und persönlichen Rat. Eine Garantie kann daher nicht übernommen werden. Eine Haftung der Autorin für Personen-, Sach- und Vermögensschäden ist ausgeschlossen.

10638096R00034

Printed in Germany
by Amazon Distribution
GmbH, Leipzig